ESSAI

SUR

L'ENCÉPHALITE

PARIS. — A. PARENT, imprimeur de la Faculté de Médecine, rue Monsieur-le-Prince, 31.

ESSAI

SUR

L'ENCÉPHALITE

PAR

Le Dr Florimond ROBERTET

Interne, Lauréat des hôpitaux de Paris (Concours des Prix 1862 et 1863).
Membre de la Société anatomique,
Deux fois médaillé de bronze de l'Assistance publique (1861 et 1865).

PARIS

ADRIEN DELAHAYE, LIBRAIRE-ÉDITEUR

PLACE DE L'ÉCOLE-DE-MÉDECINE

1865

AVANT-PROPOS

Si nous n'avions été forcé par des circonstances impérieuses, nous aurions essayé, sans doute, de payer notre tribut au goût actuel pour le nouveau en médecine et les découvertes récentes. Ne le pouvant pas, nous nous sommes rejeté dans le passé, et nous avons été ainsi amené à rechercher dans les livres de nos maîtres ce qu'ils pensaient et disaient d'une maladie qui semble tombée dans l'oubli, et dont l'existence sera peut-être niée un jour. Ces recherches nous ont inspiré les convictions suivantes.

Indépendamment des inflammations partielles et secondaires, qui peuvent se développer dans l'épaisseur de la pulpe cérébrale autour d'une production morbide, de quelque nature qu'elle soit, telle que tumeur, noyau sanguin, ou même foyer de ramollissement non phlegmasique, il existe une *encéphalite primitive et spontanée*, dont les symptômes et les lésions anatomiques rentrent dans le vaste cadre de cet état anatomo-pathologique vaguement désigné sous le nom de *ramollissement cérébral.*

Aujourd'hui que l'intervention des études microscopiques est venue jeter un peu de clarté sur ce coin obscur de la pathologie, tous les esprits semblent se porter vers ce jour nouveau et dédaigner l'encéphalite au profit de la thrombose et de l'embolie cérébrales, comme s'il était nécessaire que l'inflammation disparût complétement, à mesure que se déroule l'histoire des oblitérations vasculaires, comme si la phlébite ne pouvait subsister à côté de la thrombose. De ce que les symptômes observés pendant la vie, ou les lésions cadavériques se ressemblent, de ce que le clinicien ou l'anatomo-pathologiste distingue avec peine dans certains poumons un noyau pneumonique d'un noyau apoplectique par embolie, faut-il en conclure que la pneumonie n'existe plus, parce que l'embolie de l'artère pulmonaire est admise aujourd'hui sans conteste? Malgré tant d'efforts déployés par les micrographes pour arriver à séparer anatomiquement de l'inflammation ces produits morbides d'un tout autre ordre pathogénique, malgré la distinction établie entre l'exsudat inflammatoire organisable et la fibrine inorganisable de la concrétion sanguine, malgré les belles recherches de MM. Robin et Verdeil, Charcot et autres sur les caractères différents du pus véritable et du pseudopus fibrineux, on ne peut aujourd'hui affirmer dans nombre de cas que tel état anatomique est de nature inflammatoire ou non. Cette distinction absolue est possible sans doute; mais, avant qu'elle soit définitivement établie, nous ne croyons pas qu'on soit en droit d'abolir l'inflammation au profit d'un processus morbide non déterminé et pouvant lui être complétement substitué.

Du reste, que d'analogies plaident en faveur de l'existence d'une encéphalite primitive! Tout médecin est d'accord avec les chirurgiens pour admettre une encéphalite traumatique; on la regarde même comme le type de l'inflammation de la substance cérébrale. Si elle peut se développer sous l'influence d'un coup, d'une chute, pourquoi l'insolation, le surmenage du cerveau, ne la feraient-ils pas naître aussi bien? Quel est l'organe qui, susceptible de s'enflammer traumatiquement, ne s'enflamme jamais spontanément? — On n'est pas encore disposé, que nous sachions, à nier l'existence de la myélite idiopathique. Quelles différences anatomiques ou physiologiques pourraient rendre compte d'une aptitude morbide si dissemblable pour ces deux parties du système nerveux central, reliées d'ailleurs l'une à l'autre par une solidarité anatomique si complète? — Que si l'étude des symptômes au lit du malade ne permet pas de reconnaître constamment une encéphalite, la raison en est, selon nous, dans les difficultés qui couvrent en général le diagnostic des maladies encéphaliques, et peut-être est-ce là la véritable cause de l'oubli dans lequel paraît être entraînée la maladie qui nous occupe.

Nous pourrions, d'ailleurs, citer à l'appui de notre manière de voir nombre d'autorités, dont l'influence n'a pas peu contribué à affermir nos convictions. Qu'il nous soit permis d'en invoquer ici deux qui nous sont particulièrement chères : celle de M. Hillairet, qui de notre maître a bien voulu devenir pour nous un ami, et qui nous a inspiré l'idée première de cette étude; et celle de M. Gendrin, dont les savantes leçons, professées sur ce sujet en 1859 à l'hôpital de la Pitié, nous ont fourni de précieux renseignements : nous sommes heureux de pouvoir ici lui exprimer notre reconnaissance, et fier d'avoir le droit de nous compter parmi ses élèves.

Ajoutons enfin que le livre si riche de M. Calmeil pourra nous offrir, en même temps que le secours d'une haute autorité, un grand nombre de preuves dont nous ferons notre profit chemin faisant.

DE L'ENCÉPHALITE

L'encéphalite est l'*inflammation* d'une partie plus ou moins étendue de la substance cérébrale.

HISTORIQUE.

Cette maladie, confondue autrefois avec l'inflammation des méninges, sous les noms de *phrénitis* et de *fièvre cérébrale*, n'en a été nettement séparée que depuis le commencement de ce siècle. Mais, si l'on sait aujourd'hui distinguer cliniquement l'encéphalite et la méningite, il est une autre affection dont l'état anatomique présente, du moins en apparence, une telle analogie avec celui de l'encéphalite, que beaucoup d'auteurs modernes, tels que MM. Bouillaud, Durand-Fardel, Calmeil, etc., les réunissent dans une même description : nous voulons parler du *ramollissement du cerveau*. Sans rien préjuger sur la nature de cet état morbide considéré d'une façon générale, nous pouvons dès à présent avancer que nous le regardons comme un état pathologique du cerveau, pouvant se rattacher à l'encéphalite, ais existant aussi indépendamment de toute phlegmasie. Nous n'avons pas à justifier ici avec détail cette assertion, que nous nous croyons néanmoins autorisé à émettre pour limiter, comme il convient, notre sujet.

Sans vouloir faire ici un historique complet de la question, nous ne pouvons passer sous silence les auteurs et les noms se rattachant le plus intimement aux pages imprimées sur ce sujet et que nous avons en particulier consultées.

Pinel (*Nosographie*, 6e édition).

Récamier et ses élèves (Dan de la Vauterie, thèse inaug., 1807.; Ducrot, thèse inaug., 1812).

Lallemand (*Recherches anatomico-pathologiques sur l'encéphale*, 1820).

Bouillaud (*Traité clinique et physiologique de l'encéphalite et de ses suites*, 1825).

Cruveilhier (*Dictionnaire de médecine et de chirurgie pratiques*; — *Anatomie pathologique du corps humain*, avec planches, 1835).

Les auteurs du *Compendium de médecine pratique*.

Andral (*Clinique médicale*, tome V, 1840).

Durand-Fardel (*Traité du ramollissement du cerveau*, 1843).

Calmeil (*Traité des maladies inflammatoires du cerveau*, 1859).

Enfin, MM. Grisolle, Hardy, Béhier et Valleix qui, dans leurs traités de pathologie interne, ont résumé avec talent les recherches des auteurs qui les ont précédés.

Parmi les médecins étrangers qui se sont principalement occupés de cette question, nous citerons :

En Angleterre :

Abercrombie (*des Maladies de l'encéphale et de la moelle épinière*, 1826 ; traduit par M. Gendrin, 1835).

Carswell (*The Cyclopedia of pratic. medicine*, t. Ier, pag. 4).

H. Bennett (*Element lectures*, 1858).

En Allemagne :

Rokitansky (*Lehrb. d. patholog. Anatom.*).

Leubuscher (*Die Patholog. und Therapie der Gehirn Krankheiten*, etc., 1856).

Enfin, les micrographes ont pris une large part à ces travaux en décrivant avec soin les altérations intimes de la pulpe cérébrale enflammée. A ce titre, il faut noter :

Glüge (*Comptes rendus de l'Académie des sciences de Paris*, 1837 ; — *Recherches microscopiques et expérimentales sur le ramollissement du cerveau*), Bruxelles, 1840).

Lebert (*Physiologie pathologique*, tome Ier, 1845).

Virchow (*Arch. für Patholog., Anatomie und Physiologie*, 1847 ; — et *Pathologie cellulaire*), trad. Picard).

DIVISIONS.

La phlegmasie de la substance cérébrale offre de nombreuses variétés de formes ; mais elle emprunte principalement à certaines conditions de siége, d'étendue, etc., des différences essentielles qui l'ont fait diviser en :

1° *Encéphalite générale ou diffuse.* — Lorsqu'elle occupe toute la périphérie des hémisphères cérébraux et accompagne l'inflammmation, soit aiguë, soit chronique, des méninges. Dans ces cas, son histoire ne saurait être détachée ni de la méningite ni de la paralysie générale.

2° *Encéphalite locale ou circonscrite.* — C'est l'encéphalite proprement dite, dont nous nous occuperons exclusivement ici.

Comme toute phlegmasie, on doit la considérer à l'état *aigu* et à l'état *chronique*. Enfin, il faut distinguer la *cérébrite* ou inflammation des hémisphères cérébraux de la *cérébellite*, laquelle doit être étudiée à part, avec les autres maladies du cervelet. Nous aurons donc surtout en vue, dans cette description, la cérébrite locale aiguë ou chronique; et souvent il nous arrivera d'employer ce terme et celui de *ramollissement inflammatoire* comme synonymes d'encéphalite.

ANATOMIE PATHOLOGIQUE.

Les altérations observées dans la pulpe cérébrale enflammée peuvent se rapporter à trois états différents, qui se succèdent avec plus ou moins de rapidité, et qui, comme les trois degrés de la pneumonie, peuvent se rencontrer isolément ou exister réunis et associés les uns aux autres dans le même cerveau.

1° *Période congestive ou initiale.* — La pulpe cérébrale sur une étendue variable, mais toujours limitée, offre une rougeur plus ou moins intense, dont la coloration et l'aspect varient suivant son siége. Dans la substance blanche, cette rougeur est ponctuée, striée et prend l'aspect dit *sablé;* tandis que la teinte est plus foncée, plus uniforme dans la substance grise. A cette période, dont la durée est généralement fort courte, il se passe, dans le cerveau, les mêmes phénomènes de physiologie pathologique que dans tout autre organe qui est le siége de congestion, c'est-à-dire afflux sanguin, injection vasculaire, arrêt des globules hématiques, stase sauguine. Puis, à un degré plus avancé, les capillaires se déchirent sous l'influence de cette fluxion et versent leur contenu dans la trame organique environnante : c'est là le début de la seconde période.

2° *Période exsudative* (*d'hépatisation* pour quelques auteurs). — Par suite des ruptures vasculaires, du sang s'infiltre entre les fibres cérébrales, qui sont uniquement écartées les unes des autres et comme désagrégées. C'est à cette extravasation sanguine que M. Cruveilhier a donné le nom d'*apoplexie capillaire*, état anatomique considéré, par les uns, comme propre à l'encéphalite (MM. Monneret et Fleury), par d'autres, comme une variété d'hémorrhagie cérébrale, et qui, en somme, peut se rencontrer indifféremment dans ces deux affections, sans caractériser plutôt l'une que l'autre par sa présence. Le sang épanché et infiltré dans la trame organique se présente sous divers aspects, constituant tantôt de petits foyers multiples, du volume d'un grain de millet, isolés ou groupés ensemble, tantôt des plaques comme ecchymotiques, dont la teinte peut varier du rose tendre au rouge framboisé et violacé : c'est l'*hépatisation rouge* ou *amarante* de quelques auteurs.

A l'extravasation sanguine succède immédiatement une exsudation plasmatique qui, se mêlant au sérum et aux globules sanguins infiltrés, donne à la substance cérébrale enflammée une dureté pathologique, et transforme sa coloration, primitivement d'un rouge foncé, en une couleur plus pâle, plus uniforme, plus diffuse.

La substance cérébrale, jusqu'ici, n'a pas subi dans sa structure intime d'altérations irréparables. Les éléments nerveux ne sont pas désorganisés, mais ils sont écartés par les extravasats et les exsudats; d'où il résulte une augmentation de volume et de consistance du cerveau, en même temps qu'il y a diminution de cohésion et friabilité plus grande des tissus.

Ces modifications de texture se retrouvent dans tout organe qui est le siége d'une inflammation, et, sous ce rapport, les choses se passent dans le cerveau comme partout ailleurs. Lorsque les lésions sont rapprochées de la superficie des hémisphères, ou lorsqu'elles occupent une étendue assez considérable du centre encéphalique, la turgescence locale, comme l'appelle M. Bouillaud, réagit sur les circonvolutions cérébrales, qui sont comprimées et aplaties contre les parois de la boîte crânienne.

3° *Période de ramollissement.* — Les produits morbides infiltrés subissent diverses métamorphoses, et, suivant telle ou telle, impriment consécutivement à la substance cérébrale des modifications pathologiques que nous révèle le microscope. C'est ainsi que l'on constate, à ce dégré, une diminution de consistance dans la portion du cerveau malade. Ce ramollissement se prononce de plus en plus et arrive enfin à la liquéfaction.

On ne retrouve plus le piqueté, les stries, les marbrures rouges des deux premières périodes ; la coloration des foyers se fond en une teinte uniforme, brune, puis jaune, à mesure que les éléments morbides se transforment et que la pulpe cérébrale se désorganise. On a donné à cet état pathologique le nom de *ramollissement rouge*, et on l'a considéré comme la lésion propre, ultime de l'encéphalite aiguë.

Si on pratique une coupe transversale du cerveau au niveau de ces altérations, on voit, pour peu que le ramollissement soit prononcé, une dépression notable se produire par le seul fait de la pression atmosphérique. Sur les coupes verticales, les angles d'intersection sont mousses, arrondis, au lieu d'être nets, linéaires, comme cela se présente lorsque le cerveau possède sa consistance normale. Enfin la pulpe ramollie est-elle réduite en bouillie? Elle est alors facilement entraînée par un filet d'eau, et laisse à sa place une perte de substance : les parois de l'excavation sont ordinairement hérissées de petites houppes de substance nerveuse en voie de désorganisation, lesquelles n'ont pas été éliminées avec le contenu liquide du foyer.

L'état du cerveau autour des foyers est très-variable : tantôt il est rouge, induré et forme une sorte d'enveloppe corticale au ramollissement; tantôt il est le siége d'une infiltration œdémateuse qui s'étend plus ou moins loin; tantôt il participe à la désorganisation, qui s'étend alors incessamment.

Mais, pour bien se rendre compte de la nature intime de ces altérations diverses et de leur succession dans les trois périodes que nous venons de décrire, il est de toute nécessité de recourir à l'examen microscopique de ces lésions.

Étude microscopique des altérations. — Il est fort rare qu'on puisse observer un cerveau dont les lésions n'aient pas dépassé la première période de l'encéphalite. C'est donc plutôt par analogie avec ce qu'on voit se passer dans d'autres organes, qui sont le siége d'une congestion sanguine, que par la constatation directe des phénomènes pathologiques de cette première période, qu'on a admis les résultats suivants (1).

Les vaisseaux capillaires sont plus dilatés, plus sinueux, semblent plus nombreux qu'à l'état normal : ils sont remplis et distendus par des globules sanguins épars ou agglomérés, de façon à interrompre la circulation. Ces petits amas, que Glüge appelle *globules composés*, sont jaunes, violets ou noirâtres ; on peut facilement séparer les globules qui les composent. C'est l'engorgement congestionnel des capillaires qui produit les ponctuations rouges, l'aspect sablé de la première période de l'encéphalite. On comprend qu'il soit souvent difficile de distinguer cet état de la congestion simple du cerveau. On y arrive néanmoins en considérant que, dans l'encéphalite, la congestion est toujours plus limitée, qu'elle forme des taches rouges plus foncées, mieux circonscrites ; tandis que la congestion simple est généralisée à tout le cerveau, les gros vaisseaux superficiels de l'encéphale et tout le système capillaire reçoivent leur part de l'afflux sanguin. En outre, ce premier degré de l'encéphalite n'existe presque jamais seul sur le

(1) Voy. Glüge (*Compte rendu de l'Acad. des sciences de Paris*, 1837). — *Recherches microscop. et expérim. sur le ramoll. du cerveau* (Bruxelles, 1840). — Lebert (*Physiol. pathol.*, 1845, t. I, p. 1205).

cadavre : il s'y joint les lésions qui caractérisent la seconde et la troisième périodes.

En effet, simultanément avec la stase sanguine, ou du moins immédiatement après elle, on voit se produire une extravasation de globules et de liquide plasmatique par les déchirures vasculaires (apoplexie capillaire de M. Cruveilhier). En même temps, à travers les parois des vaisseaux qui ont résisté au mouvement fluxionnaire, transsude une partie du liquide sanguin. On trouve la substance cérébrale gonflée, turgescente, et comme écartée par une infiltration semi-liquide, composée, au début, de globules sanguins, libres ou agglomérés, de cellules granulées et de leucocythes nageant dans une sérosité chargée d'hématosine et de liquide plastique.

Les tubes nerveux sont intacts et ont conservé leurs rapports avec les cellules nerveuses ; mais ils sont séparés les uns des autres, désagrégés. Les produits extravasés et exsudés s'infiltrent de proche en proche dans la substance cérébrale, et changent la coloration rouge-foncé des foyers inflammatoires qui revêtent une teinte plus uniforme, tantôt plus pâle et jaunâtre, tantôt brune et violacée, suivant les modifications ultérieures de l'hématosine. Ces diverses colorations vont en se dégradant sur les limites des foyers, et on ne retrouve plus qu'un œdème incolore ou légèrement jaunâtre, qui s'étend plus ou moins loin dans la substance nerveuse voisine.

Enfin, à la troisième période, les exsudats s'organisent et subissent des métamorphoses variées. Les tubes nerveux comprimés deviennent variqueux, granuleux ; ils se brisent et se mêlent aux liquides épanchés dans le sein desquels on les retrouve à l'état de débris plus ou moins altérés. A ce degré, la pulpe cérébrale est réduite en une bouillie rougeâtre, constituant l'altération désignée sous le nom de *ramollissement rouge*.

Mais parfois cette coloration rouge, qui atteste dans les foyers ramollis la présence des éléments du sang altérés et une origine inflammatoire, est remplacée par une couleur jaune ou même parfaitement blanche, plus pâle que ne l'est normalement la substance cérébrale. Ces foyers de ramollissement, *blancs* ou *jaunes*, sans injection vasculaire, ont donné lieu aux opinions les plus variées relativement à leur nature. Lallemand les croyait formés par du pus, erreur qu'a détruite complétement l'examen microscopique. D'autres leur refusent toute origine inflammatoire et les placent dans le ramollissement cérébral proprement dit, les considérant soit comme une gangrène partielle de nature sénile ou scorbutique, soit comme une lésion spéciale provenant d'un trouble profond apporté dans la nutrition du cerveau. D'autres, au contraire, font dériver tout ramollissement d'un travail phlegmasique, et rattachent les foyers jaunes et blancs à une encéphalite chronique (Bouillaud, Durand-Fardel, Calmeil). Les micrographes se sont efforcés, sans succès, de découvrir dans les produits morbides un élément caractérisant l'inflammation. Glüge a décrit des cellules exsudatives qu'il croit appartenir en propre à ce travail pathologique.

Nous pensons être dans le vrai en disant avec les auteurs du *Compendium de médecine* que, dans aucun cas, ni la couleur, ni la consistance, ni le siége d'un ramollissement ne suffisent pour faire juger de sa nature inflammatoire ou non. On ne peut établir cette distinction qu'en tenant compte des symptômes, de la marche de la maladie, et des diverses altérations coexistantes du cerveau.

Telles sont les lésions anatomiques qui appartiennent spécialement à la cérébrite aiguë; mais les produits morbides ne s'arrêtent pas là dans leur évolution : ils vont se modifier d'une façon différente, selon le mode de terminaison de la maladie, soit que les foyers ramollis se transforment en abcès, soit qu'ils tendent à la cicatrisation. Ces deux ordres de phénomènes rentrent dans l'étude des lésions anatomiques de l'encéphalite chronique, étude fort obscure dans l'état actuel de la science. On retrouve ici les mêmes divergences d'opinion relativement à la nature phlegmasique ou non des foyers qui ont perdu leur coloration rouge primitive, et dont les produits complétement transformés ne permettent plus d'en reconnaître l'origine. En outre les auteurs établissent peu clairement les différences qui distinguent anatomiquement les lésions de l'encéphalite chronique d'avec celles propres à la forme aiguë.

Lorsque la suppuration envahit un foyer de ramollissement, tantôt le pus reste à l'état infiltré, mêlé aux exsudats et aux tubes nerveux en voie de désorganisation, disséminé çà et là à travers la substance cérébrale, sous forme de traînées purulentes irrégulières quant à leur nombre et à leur étendue : tantôt le pus se collectionne en foyers. Dans les deux cas il est épais, d'un jaune verdâtre, jamais blanc, comme le croyait Lallemand. L'abcès, une fois formé, s'agrandit progressivement avec plus ou moins de régularité, circonscrit par une couche de substance nerveuse indurée ou ramollie elle-même. Il tend incessamment à se faire jour au dehors, vers la surface des hémisphères, s'il est superficiel ; ou bien vers les cavités ventriculaires, s'il occupe la partie centrale du cerveau, les corps striés ou les couches optiques. Dans ces cas l'irruption de pus dans la grande cavité de l'arachnoïde ou dans les ventricules détermine une mort presque instantanée, au milieu de symptômes apoplectiformes. Cependant on a cité quelques cas exceptionnels où des abcès du cerveau se sont écoulés au dehors soit par l'oreille, soit par le nez, grâce aux adhérences établies entre les deux feuillets de l'arachnoïde. D'autres fois la collection purulente est enkystée par une membrane cellulo-fibreuse, vestiges de produits inflammatoires organisés : elle a moins de tendance à s'accroître que dans les cas précédents ; elle peut même rester stationnaire pendant un temps plus ou moins long, logée dans l'épaisseur des lobes cérébraux, sans déterminer d'accidents mortels.

Peut-il y avoir ultérieurement résorption du pus une fois formé et réuni en foyer volumineux enkysté ou non ? Le fait est douteux et manque de preuves à l'appui. Les cicatrices ou les cavités accidentelles remplies d'un liquide lactescent, observées à l'autopsie de certains malades qui avaient offert pendant leur vie des symptômes d'encéphalite, représentaient-elles des débris d'anciens foyers purulents résorbés, ou simplement des foyers de ramollissement, dans lesquels les produits inflammatoires n'avaient subi que partiellement la transformation purulente ?

La suppuration n'est pas le seul mode de terminaison de l'encéphalite à l'état aigu ou chronique. Lorsque la phlegmasie prolonge sa durée au sein de la substance cérébrale, les produits morbides subissent diverses métamorphoses qui attestent une tendance vers la cicatrisation et la guérison. Les recherches de MM. Dechambre, Cruveilhier, Durand-Fardel ont démontré la curabilité des foyers de ramollissement. Les éléments exsudatifs et le tissu cérébral éprouvent la transformation graisseuse : on voit apparaître des granulations et des cellules adipeuses, des corpuscules colloïdes, qui peu à peu remplacent les éléments du sang extravasé, la fibrine épanchée, les débris des tubes nerveux désorganisés. La masse liquide, qui remplit le foyer ramolli, devient plus claire, fluctuante ; elle se résorbe en partie : du tissu cellulaire de nouvelle formation apparaît çà et là au sein des éléments graisseux. On trouve alors les lésions les plus variées : ce sont, comme les ont fort bien décrites M. Durand-Fardel, et plus récemment M. Calmeil, auquel nous empruntons la description :

De petites cavités pleines d'une pulpe mollasse, comme gommeuse, de couleur grisâtre ou jaunâtre.

Des plaques jaunes, superficielles, d'apparence bistrée, de consistance variable, comparées à des lambeaux de peau de chamois, et qui paraissent être des fausses membranes en voie de formation.

Des enfoncements, souvent très-profonds, représentant à la surface du cerveau des espèces d'entonnoirs plus ou moins évasés, dont la surface est presque constamment revêtue par une trame celluleuse très-fine.

Des espèces de toiles bridulées, d'apparence celluleuse, dont les mailles s'infiltrent d'un liquide laiteux, qui a été comparé à du lait de chaux.

Des espaces vides plus ou moins vastes représentant comme des ventricules additionnels.

Parfois les parois de ces cavités accidentelles s'encroûtent de plaques crétacées ou calcaires, ou de végétations variées.

Faut-il rapporter à cet ordre de lésions anatomiques les états décrits sous les noms d'*induration locale* et d'*atrophie* du cerveau? Il est au moins fort douteux que l'atrophie d'une portion limitée du cerveau puisse être la conséquence de la cicatrisation d'un foyer d'encéphalite. Quant aux indurations partielles qu'on a vues coïncider avec un ramollissement inflammatoire bien caractérisé, on a expliqué leur formation par la coagulation et l'organisation de matière fibrineuse exsudée en grande quantité, et se constituant à l'état fibreux aux lieu et place de la substance nerveuse détruite. Leur nature phlegmasique paraît être démontrée, mais seulement dans quelques cas exceptionnels (1).

La gangrène du cerveau n'a jamais été observée comme terminaison de l'encéphalite.

On peut trouver des foyers inflammatoires dans tous les points du cerveau; mais leur lieu d'élection est la substance grise, ainsi que l'établissent les relevés de Lallemand, de MM. Andral, Durand-Fardel et autres. Cette prédisposition s'explique par la texture plus molle et plus vasculaire de la substance grise; mais il est juste d'ajouter que la substance blanche est souvent ramollie en même temps que la grise. Les circonvolutions des hémisphères cérébraux, les corps striés, puis les couches optiques, telles sont, d'après l'ordre de fréquence, les parties qui sont le plus habituellement affectées. Ces variétés de siége avaient fait distin-

(1) Lallemand, *Recherches anatomico-pathol. sur l'encéph.*, 5e lettre. — Bouillaud, obs. XLe, p. 198 (*Traité sur l'Encéphalite*).

guer à Abercrombie la cérébrite centrale et la cérébrite périphérique.

Le volume et le nombre des foyers sont également très-variables. On en trouve qui sont de la grosseur d'un pois et d'autres qui occupent une grande partie de la surface d'un hémisphère, ou presque toute son épaisseur. Entre ces deux extrêmes existent tous les degrés intermédiaires. Tantôt il n'y a qu'un seul (et c'est là le cas le plus fréquent), tantôt ils sont multiples, occupant différents points de la masse cérébrale, limités à un seul hémisphère, ou siégeant dans les deux. Le côté droit ne paraît pas plus prédisposé que le gauche à l'encéphalite. Il n'y a rien de fixe à ce sujet, et l'on conçoit combien toutes ces différences de siége, de volume, de nombre des foyers doivent apporter des modifications dans la symptomatologie de cette affection : d'autant plus que les symptômes observés pendant la vie ne sont pas nécessairement en rapport avec les conditions des lésions anatomiques trouvées à l'autopsie.

Le cerveau, dans le reste de son étendue, conserve le plus habituellement son aspect normal; sa coloration et sa consistance ne sont pas changées. Mais, parfois aussi il est le siége d'une congestion plus ou moins généralisée, et offre à la coupe une ponctuation rouge, qui caractérise cet état anatomique. D'autres fois, lorsque les lésions phlegmasiques sont étendues et qu'elles n'ont pas dépassé les deux premières périodes, les circonvolutions sont aplaties et comme tassées les unes contre les autres, le cerveau est tuméfié, pâle et comme anémié. C'est aussi ce qu'on observe lorsque les foyers de ramollissement sont de couleur lanche.

Les méninges sont souvent intactes, lorsque l'encéphalite est limitée et profonde ; mais elles peuvent aussi présenter un certain état de sécheresse, coïncidant avec la tuméfaction du cerveau. Ou bien, si les lésions sont superficielles, elles participent à la phlegmasie au niveau des points ramollis : la pie-mère est alors injectée, infiltrée d'une sérosité limpide ou lactescente ; elle adhère à la substance grise désorganisée, qu'elle entraîne avec elle lorsqu'on l'enlève à l'aide d'une pince. La grande cavité de l'arachnoïde est remplie de sérosité. Les ventricules sont distendus par un épanchement séreux ou par du pus, si un abcès des corps striés ou des couches optiques est venu faire irruption dans leur intérieur.

SYMPTÔMES.

Les symptômes qui appartiennent en propre à l'encéphalite sont très-difficiles à préciser et à décrire d'une façon générale, tellement ils varient suivant le siége et l'étendue de la phlegmasie, suivant la nature des complications, suivant l'âge et les conditions antérieures de santé des individus atteints. Afin d'établir un peu d'ordre dans cet exposé, nous examinerons tout d'abord les troubles fonctionnels que peut déterminer la phlogose cérébrale dans les divers appareils ; puis nous décrirons, en dernier lieu, la marche de la maladie et les principales formes qu'elle peut présenter dans ses manifestations extérieures ; enfin les complications qui souvent viennent modifier ces manifestations.

Prodromes. — Le début ne présente rien de spécial ni de constant. Les prodromes peuvent manquer et la maladie revêtir subitement un caractère d'acuité extrême ; ou bien, s'ils existent, on ob serve, comme dans toute affection de l'encéphale commençant par un état congestif, de la céphalalgie, des vertiges, des étourdissements, des bourdonnements d'oreille, des troubles de la vue, de l'embarras de la parole, des fourmillements et des engourdissements dans les extrémités. D'autres fois, les phénomènes prodromiques sont l'indice d'une exaltation des fonctions cérébrales, comme au début de la méningite ; ou bien, dans quelques cas rares, ce sont des phénomènes épileptiformes. Quels qu'ils soient, leur durée est toujours courte, et la maladie arrive promptement, sinon d'emblée, à la période d'état.

Les symptômes de l'encéphalite confirmée consistent principalement en troubles fonctionnels du système nerveux : c'est donc vers eux qu'il faut tout d'abord diriger son attention. Mais, avant d'entamer ce sujet, faisons toutes nos réserves, et insistons de nouveau sur ce fait qu'aucun des phénomènes morbides n'est constant, que rien n'est plus variable que leurs formes ; enfin, qu'il n'y a pas une corrélation nécessaire entre leur intensité et l'étendue des lésions trouvées à l'autopsie.

Troubles de la motilité. — Au début, pour peu que la maladie suive une marche progressivement croissante, et n'atteigne pas immédiatement son summum d'intensité, les fonctions locomotrices passent le plus souvent par une période d'excitation avant d'être complétement abolies. Cette excitation se traduit diversement : ce sont des symptômes convulsifs, cloniques ou toniques, des tressaillements musculaires, des soubresauts de tendons, de la contracture. Ces convulsions peuvent être généralisées, ou bien (ce qui est le plus ordinaire) elles se limitent à une moitié du corps, à un membre seul, à la face : on a cru remarquer que le strabisme était le plus rare de tous ces phénomènes spasmodiques. Généralement, plus l'excitation de la motilité est prononcée, plus grave est la maladie, plus redoutable est le pronostic. Du reste, les convulsions sont mobiles dans leur siége : il s'en faut de beaucoup qu'on les observe toujours du même côté que les lésions cérébrales, et par conséquent du côté opposé à celui que doit envahir plus tard la paralysie ; il n'est pas rare, au contraire, de les voir précéder l'hémiplégie et siéger du même côté ; on ne saurait établir aucune règle fixe à ce sujet, quoi qu'en aient dit quelques auteurs. Elles sont également très-variables dans leurs formes et peuvent exister isolément, simultanément, ou se succéder chez le même malade. La contracture est de beaucoup la forme le plus souvent observée ; elle a plus de tendance que toute autre à persister ou à reparaître dans le cours de la maladie. Cette période d'excitation correspond aux deux premiers degrés que nous avons admis dans les lésions anatomiques ; sa durée est ordinairement rapide, ce qui peut, dans certains cas, la faire passer inaperçue, d'autant mieux que la transition de la première à la seconde période est souvent insensible, les deux ordres de symptômes spasmodiques et paralytiques se mêlant d'abord les uns aux autres, avant que les premiers fassent place aux seconds.

L'apparition de la paralysie à l'état fixe et permanent indique la désorganisation de la pulpe cérébrale, c'est-à-dire le troisième degré anatomique de l'encéphalite. Cette paralysie, quoique toujours plus ou moins prompte à s'établir, suit néanmoins une marche graduelle et progressivement ascendante des extrémités vers la racine des membres. Complète ou incomplète, elle affecte généralement la forme hémiplégique. Les membres supérieurs semblent plus fréquemment et plus sérieusement atteints que les inférieurs. Les muscles de la face peuvent également être paralysés du même côté que les membres; d'où il résulte une déviation des traits en sens opposé : mais il faudrait se garder de confondre cette hémiplégie faciale avec une contracture permanente d'un côté de la face; dans ce dernier cas, l'orbiculaire des paupières participe à l'état spasmodique des autres muscles, et l'œil reste fermé, ce qui donne déjà à la physionomie du malade un cachet spécial; en outre, les muscles du côté opposé jouissent de leur intégrité fonctionnelle; enfin, la contracture ne saurait persister longtemps sans des relâchements alternatifs pendant lesquels les traits reprennent leur configuration normale; toutes ces particularités sont plus que suffisantes pour permettre de distinguer ces deux états symptomatiques différents, lesquels peuvent, d'ailleurs, se succéder chez le même malade.

Troubles de la sensibilité. — On retrouve ici, comme pour les troubles du mouvement, deux périodes successives : exaltation, puis abolition du sentiment. Toutefois, la ligne de séparation entre ces deux phases est moins marquée encore que précédemment : c'est qu'en effet les troubles de la sensibilité sont en général moins constants et moins intenses que les troubles de la motilité.

La céphalalgie, symptôme qu'on retrouve dans la plupart des affections aiguës ou chroniques de l'encéphale, manque rarement dans l'encéphalite.

Elle est le plus souvent frontale et offre une grande acuité ; mais elle ne possède aucun caractère particulier, variant selon les cas dans son siége, dans son intensité, dans sa forme. Elle apparaît dès le début de la maladie, et fait partie des prodromes ; parfois même elle constitue le premier symptôme dominant, et, à ce titre, elle a pu être prise pour une névralgie sus-orbitaire ou sous-occipitale. On la voit souvent se prolonger ; car, même au milieu du collapsus, les malades traduisent leur douleur en portant la main à leur tête. Cependant elle n'a pas toujours ce caractère de ténacité ; elle peut également rester bornée à la première période de l'encéphalite et disparaître lors de la manifestation des symptômes paralytiques.

C'est à la période initiale ou d'excitation cérébrale que se produisent des formications, des engourdissements dans les extrémités, des crampes, des douleurs vives, aiguës, pongitives, fulgurantes, dans les membres envahis par les symptômes spasmodiques. Il est fort rare qu'on observe de l'hyperesthésie cutanée.

A ces troubles fonctionnels, indiquant une exaltation de la sensibilité générale, succède une anesthésie plus ou moins complète, beaucoup plus fréquente dans son apparition. Toutefois elle est moins constante et presque toujours moins étendue et moins accusée que la paralysie du mouvement. Elle apparaît aussi plus tardivement ; comme celle-ci, elle occupe de préférence les membres supérieurs.

Les organes des sens ne sont pas habituellement compromis dans leurs fonctions. La vue seule peut participer aux troubles de la sensibilité : ainsi, il n'est pas rare d'observer, au début de la maladie, des éblouissements, de la photopsie, des phantasmes lumineux, un certain degré de photophobie, tous symptômes qui témoignent d'une sensibilité exaltée de la rétine. Les yeux sont injectés, les pupilles contractées. Nous avons dit, en parlant des troubles de la motilité, que le strabisme était un des phénomènes spasmodiques les moins fréquemment observés dans l'encéphalite. Plus tard, les pupilles deviennent dilatées, immobiles; la vision paraît abolie. Tels sont à peu près les seuls troubles sensoriaux qui se produisent dans la maladie qui nous occupe. Le goût, l'odorat ne paraissent pas atteints dans leurs fonctions; et c'est tout au plus si, au début, des bourdonnements, des tintements d'oreille indiquent un léger retentissement morbide du côté de l'organe de l'audition. Cependant, il pourrait arriver, à une période avancée, qu'il s'établît une surdité plus ou moins complète, si, par exception, une collection purulente venait à s'ouvrir dans les cavités de l'oreille.

Troubles de l'intelligence. — Ces troubles sont très-variables, suivant la marche et la forme de la maladie. Parfois conservée dans l'encéphalite partielle à marche chronique, l'intelligence peut subir diverses altérations, depuis la simple diminution de la mémoire jusqu'à la démence la plus complète. Elle est le plus habituellement abolie dès le début, et rapidement remplacée par un état comateux plus ou moins profond dans la forme aiguë. Un délire violent peut précéder l'apparition du coma, puis alterner avec lui, sans qu'il soit nécessaire pour cela que l'encéphalite se complique de méningite, comme le croyait Lallemand.

On conçoit que ces altérations diverses de l'intelligence aient une influence directe sur l'exercice de la parole : il nous est impossible de passer ici en revue les troubles si nombreux qui peuvent en résulter, d'autant plus que ce sujet, mis récemment à l'ordre du jour scientifique, a été singulièrement étendu, sans qu'il ait été pour cela définitivement élucidé.

En somme, on peut conclure, avec M. Andral (*Clinique médicale*, tome V, p. 541), d'après l'examen des observations, que « ces états si divers de l'intelligence ne sont pas en rapport avec la nature, le siége ou l'étendue de la lésion cérébrale : ils ne peuvent s'expliquer actuellement que par une disposition spéciale des centres nerveux qui, pour une lésion identique, sont susceptibles de modifications fonctionnelles les plus dissemblables. »

Troubles organiques. — Les fonctions digestives sont peu influencées par l'inflammation des hémisphères cérébraux, excepté dans certains cas où les lésions siégent dans le voisinage des ventricules; on voit alors apparaître des nausées et des vomissements opiniâtres. Parfois aussi les symptômes spasmodiques et paralytiques s'étendent aux muscles de la vie organique, et la déglution peut se trouver gênée ou même rendue impossible. Le plus habituellement on note simplement une constipation plus ou moins tenace due à l'inertie du tube intestinal, très-rarement une incontinence des matières fécales. La langue est rouge, tremblante, parfois revétue d'un enduit saburral à son centre; tirée hors de la bouche, elle peut être déviée du côté paralysée, s'il y a une hémiplégie faciale; ou bien elle peut être condamnée à une immobilité absolue : elle est alors sèche, fendillée, et se recouvre de fuliginosités. La déglutition et la phonation sont, par suite, considérablement entravées dans leur exercice.

L'appareil urinaire participe, dans certains cas, à la résolution générale : il y a de la rétention ou de l'incontinence d'urine par regorgement.

Un mouvement fébrile d'intensité variable accompagne les symptômes précédemment indiqués. Le pouls, d'abord fréquent, se ralentit à la fin. Suivant Barras (1), le pouls de l'encéphalite

(1) *Bulletins de la Société médicale d'émulation*, juin et octobre 1823.

offrirait un caractère de *tremblottement* tout spécia que l'auteur compare aux oscillations inégales d'une corde médiocrement tendue, et qu'il attribue à ce que les battements artériels sont inégaux, irréguliers et concentrés dans leur rhythme. Cette sorte d'agitation spasmodique du pouls offrirait des intermissions plus ou moins longues, ce qui explique comment ce caractère a pu échapper à la plupart des observateurs. Ce rhythme tremblottant, sans constituer un signe pathognomonique de l'encéphalite, ni même d'une affection cérébrale, pourrait néanmoins entrer en ligne de compte pour le diagnostic, vu sa grande fréquence dans cet ordre de maladies et, en particulier, dans l'encéphalite. La remarque de Barras est tombée depuis en oubli : c'est qu'en effet aucune manifestation symptomatique n'est constante dans l'inflammation de la pulpe cérébrale, pas plus ce prétendu caractère spécial du pouls que la fièvre elle-même qui manque souvent, et peut alors être remplacée par un refroidissement général, avec décoloration des téguments et ralentissement du pouls.

L'état de la respiration est principalement subordonné à la nature et à l'intensité des troubles fonctionnels vers les autres appareils. Lorsque la maladie doit avoir une terminaison funeste, elle devient embarrassée, irrégulière, lente, stertoreuse: et tous les phénomènes asphyxiques apparaissent.

Formes symptomatiques. — Tels sont les symptômes de l'encéphalite envisagés d'une manière générale ; voyons maintenant comment ils se groupent et s'associent pour constituer les formes les plus habituelles de la maladie.

1° La lésion cérébrale est-elle limitée à un point restreint d'un des hémisphères : le malade est pris de douleurs de tête, d'étourdissements ; il éprouve dans les doigts d'une main des engourdissements, des formications, en même temps qu'une diminution de la contractilité musculaire ; la sensibilité tactile est émoussée : puis la paralysie devient de plus en plus prononcée et s'étend progressivement à tout le bras. Le membre du côté opposé et les membres inférieurs peuvent se prendre à leur tour, la marche devient alors incertaine, vacillante : la langue s'embarrasse, l'émission des sons est longue, difficile. Parfois il s'ajoute une hémiplégie faciale simultanée. La mémoire s'altère et les facultés intellectuelles deviennent plus obtuses ; mais on n'observe ni délire, ni état fébrile intense ; y a seulement des rêvasseries, de l'insomnie. Ce sont là des symptômes de congestion cérébrale : puis la phlogose se circonscrit, s'établit définitivement, et la pulpe nerveuse se ramollit en un point : la paralysie se fixe alors à un bras, à tout un côté du corps. Dans certains cas, au bout d'un temps variable, alors que la maladie paraissait terminée, il survient subitement de la fièvre, du délire, des convulsions, de la contracture, et cette recrudescence aiguë peut se terminer par la mort au milieu des accidents que nous allons décrire. C'est que la phlogose, d'abord limitée, s'est étendue sous une influence quelconque à divers points de l'encéphale, ou que par suite de son siége elle s'est propagée aux méninges. Telle est l'encéphalite, dans sa forme la plus simple, la plus bénigne, qu'on pourrait appeler la *forme paralytique*.

2° Mais il s'en faut de beaucoup que les choses se passent toujours ainsi, soit que les lésions soient plus étendues que dans le cas précédent, soit que l'organisme se trouve placé dans des conditions qui favorisent l'explosion de la maladie, les symptômes acquièrent dès le début leur summum d'acuité. La céphalalgie est des plus vives ; elle arrache des cris aux malades, et s'exaspère par le moindre mouvement. Un appareil fébrile intense se déclare parfois avec des nausées et des vomissements : et bientôt le malade tombe dans un état comateux dont on a peine à le tirer. Le regard est fixe, atone, les pupilles sont immobiles, dilatées ou contractées parfois inégalement. La paralysie des membres, d'abord limitée, dégénère en une résolution générale avec rétention ou incontinence d'urine et des matières fécales, soubresauts des tendons, secousses convulsives ou contractures passagères. Le coma, dès le début interrompu par des rêvasseries délirantes et des cris, s'établit d'une façon continue : la respiration se ralentit, devient gênée, stertoreuse, et la mort arrive en quelques jours au milieu du collapsus le plus complet. C'est là ce qu'on pourrait appeler la *forme comateuse* de l'encéphalite.

3° D'autres fois le début est encore plus brusque, la marche comme foudroyante. Sans avoir éprouvé de prodromes marqués, les malades tombent subitement dans une immobilité absolue, avec perte de connaissance. Le plus souvent il se développe un état fébrile presque immédiat, et la mort arrive au milieu de symptômes *apoplectiformes*.

4° La maladie, tout en conservant son caractère de haute gravité, peut aussi affecter dans sa marche une allure moins rapide, qui a permis de distinguer deux périodes successives : exaltation puis dépression cérébrales. Après les prodromes décrits plus haut, ou même sans aucun phénomène précurseur, on voit apparaître de la céphalalgie et des phénomènes d'excitation musculaire, des crampes, des mouvements convulsifs, de la contracture dans un ou plusieurs membres, dans la face. Des douleurs vives, lancinantes, pongitives, accompagnent fréquemment ces manifestations spasmodiques. Un délire ordinairement vague et tranquille, parfois violent, avec animation et rougeur de la face, avec accélération du pouls et chaleur de la peau, complète le tableau de la période d'excitation. Puis aux symptômes spasmodiques succède une paralysie d'abord passagère, puis continue et complète, affectant habituellement la forme hémiplégique, plus marquée au membre supérieur, pouvant s'étendre à la face et s'accompagnant d'anesthésie plus ou moins complète dans les points correspondants. Au délire succède de l'abattement, de la somnolence ; le pouls devient lent, irrégulier, inégal, et la période comateuse s'établit consécutivement, avec ses caractères précédemment décrits, ce serait là la forme *délirante* (1).

5° Enfin, chez les enfants et chez beaucoup de femmes on voit prédominer les symptômes convulsifs, ce qui donne à l'encéphalite un aspect *épileptiforme*. On observe de véritables accès éclamptiques avec mouvements cloniques et toniques des extrémités ou des muscles de la face et perte de connaissance : dans l'intervalle des accès les malades ne recouvrent qu'imparfaitement l'intégrité de leurs fonctions intellectuelles, les membres peuvent rester à demi fléchis ; et le corps presque en entier peut conserver une sorte de rigidité tétanique : ce n'est que plus tard qu'on voit se produire une paralysie limitée à un membre, à un côté du corps. Il n'y a là, comme on voit, qu'une sorte d'exagération et de prolongation de la première période de l'encéphalite. Nous

(1) Voy. Calmeil, *op. cit.*, t. II, p. 132, obs. CXXI

avons cru néanmoins devoir citer cette forme, car elle pourrait en imposer à un esprit non prévenu, et se confondre avec une épilepsie à attaques réitérées (1).

6° Dans toutes ces variétés symptomatiques, l'encéphalite suit une marche rapide ; sa durée est toujours plus ou moins courte ; mais il est des cas où, soit dès le début, soit consécutivement à une première période d'acuité, la maladie affecte une marche chronique : elle reproduit les mêmes troubles fonctionnels, mais atténués dans leur intensité. Les phénomènes spasmodiques se bornent à quelques tressaillements musculaires, à une contracture passagère et peu étendue : il est rare d'observer des symptômes éclamptiques brusques : puis survient de l'engourdissement dans les extrémités, un affaiblissement musculaire progressif plus ou moins limité, avec ou sans anesthésie. Des sensations douloureuses se déclarent dans la tête, dans les extrémités, dans la continuité des membres. Parfois la paralysie musculaire s'étend aux muscles de la vie organique, aux sphincters. La mémoire diminue, l'intelligence s'affaiblit peu à peu, la parole s'embarrasse ; les malades ne peuvent plus coordonner leurs idées, ils oublient les mots, et une démence profonde peut être le terme final de cet affaiblissement intellectuel.

(1) Abercrombie, *loc. cit.*, obs. XXIV, p. 105.

Complications. — Les complications viennent encore ajouter à l'irrégularité déjà si grande des symptômes. Ainsi la méningite, qui survient , pour peu que les lésions cérébrales soient étendues et superficielles, fera prédominer le délire et les phénomènes d'excitation. C'est à des congestions passagères qu'on attribue ces recrudescences subites dans les accidents, si fréquemment observées soit dans la forme aiguë, soit dans la forme chronique. Une hémorrhagie cérébrale peut aussi venir terminer brusquement le cours d'une encéphalite, et foudroyer les malades : ce n'est pas à dire pour cela qu'on devra trouver nécessairement un foyer sanguin dans le cerveau des individus qui ont présenté avant leur mort les symptômes apoplectiformes décrits plus haut comme une variété d'encéphalite.

D'autres fois un épanchement séreux ou séro-purulent abondant, qui a pour siége la cavité arachnoïdienne et les ventricules, vient précipiter l'époque d'apparition des phénomènes comateux.

Enfin, une affection viscérale peut se déclarer dans le cours d'une encéphalite et augmenter encore la gravité du pronostic et l'obscurité du diagnostic. Mais ce n'est plus là, à proprement parler, une complication développée sous l'influence immédiate de la phlogose cérébrale. Cependant nous ne saurions terminer le chapitre des complications sans signaler l'état de congestion et d'engouement pulmonaires, qu'on observe presque constamment à la fin de l'encéphalite et qui paraît dépendre des lésions cérébrales (1).

Nous avons vu, à l'anatomie pathologique, que l'irruption de pus dans les ventricules ou la grande cavité de l'arachnoïde déterminait l'explosion d'accidents formidables auxquels succombent d'une façon rapide et presque fatale les malades.

Marche. — Durée. — Terminaison.

La marche de l'encéphalite aiguë ou chronique est essentiellement irrégulière. Rien n'est plus fréquent que de voir des alternatives de rémission et d'exacerbation précéder la période finale ; les symptômes d'exaltation et de dépression cérébrales se mêlent souvent et se combinent sans suivre l'ordre dans lequel nous les avons décrits. Mais c'est surtout dans la forme chronique, lorsque la maladie se prolonge, et permet de mieux étudier la succession des symptômes, qu'on note des recrudescences aiguës qui se répètent à des intervalles plus ou moins rapprochés, et remplacent souvent des périodes d'amélioration trompeuses. On voit alors des mouvements convulsifs passagers apparaître dans les membres paralysés. Ces exacerbations indiquent, en général, qu'une complication est venue s'ajouter aux lésions déjà préexistantes de l'encéphale, ou bien que de nouveaux foyers phlegmasiques sont en voie de formation.

(1) Andral, *loc. cit.*, obs. XVI, p. 449.

Bien que souvent difficile à préciser, la durée de la maladie est toujours très-courte dans la forme aiguë. Nous avons vu que les symptômes pouvaient, par leur instantanéité, simuler une attaque d'apoplexie cérébrale. M. Calmeil assigne comme limite à la durée de l'encéphalite locale aiguë, de 7 à 35 jours. Mais il peut se faire que le mort arrive plus promptement encore en 2 ou 3 jours, après quelques prodromes très-rapides, ou même sans phénomènes précurseurs. Lorsque la maladie suit une marche chronique, elle peut se prolonger pendant plusieurs années, sans qu'on puisse en fixer la durée, même approximativement.

La mort est la terminaison habituelle et rapide de l'encéphalite : elle peut résulter des lésions inflammatoires du cerveau incompatibles avec la vie par leur étendue ou leur siége, des complications que nous avons décrites, ou d'une affection accidentelle, qui est venue augmenter la gravité de la maladie ; enfin elle peut survenir lentement, par le fait d'une imperfection dans les actes de la vie organique ; et nous avons vu qu'en première ligne se placent les troubles respiratoires ; l'hématose devenant incomplète, les malades succombent à une asphyxie lente et progressive : c'est le mode de terminaison ordinaire de la forme chronique. La mort n'est cependant pas le terme fatal de toute cérébrite. Bien qu'en général il soit fort difficile de conclure affirmativement à l'existence de cette affection, faute de signes caractéristiques suffisants, il paraît avéré que, dans certains cas, les malades peuvent revenir à la santé, en conservant toutefois une paralysie plus ou moins limitée pour le reste de leurs jours : les traces de cicatrisation de foyers inflammatoires ramollis, trouvées à l'autopsie de certains malades, sont une preuve que la guérison de l'encéphalite est possible, même avec une perte de substance notable de la pulpe cérébrale.

DIAGNOSTIC.

Les variétés de forme que peut revêtir la maladie qui nous occupe, l'absence de symptômes caractéristiques la font ressembler, dans beaucoup de cas, à la plupart des autres affections cérébrales et rendent son diagnostic souvent incertain : ainsi on pourra confondre, suivant les circonstances, la cérébrite aiguë avec la congestion cérébrale, la méningite, l'hémorrhagie cérébrale, l'épilepsie, l'urémie, certaines fièvres à forme ataxique, les tumeurs et dégénérescences diverses du cerveau. Nous dirons ensuite un mot des caractères symptomatiques qui permettent de différencier l'encéphalite proprement dite de la péri-encéphalite diffuse ou paralysie générale. Quant à l'encéphalite chronique, le tableau, que nous avons essayé de tracer de la marche de la maladie, nous dispensera d'insister longuement sur son diagnostic.

La congestion cérébrale constitue souvent, ainsi que nous l'avons vu, la période prodromique de l'encéphalite. Souvent aussi elle survient dans le cours de celle-ci sous forme d'attaques plus ou moins passagères. Lorsqu'elle existe seule, sans compliquer un état phlegmasique de l'encéphale, elle se fait généralement reconnaître à son apparition brusque, à son peu de durée : les phénomènes paralytiques sont moins localisés, moins persistants ; ils ne suivent pas une marche progressivement ascendante, comme dans certains cas d'encéphalite.

On éprouvera d'autant plus de difficulté à distinguer la méningite et l'encéphalite, que ces deux maladies se compliquent fréquemment l'une l'autre, et s'empruntent réciproquement un certain nombre des symptômes qui leur sont propres. En effet, il est rare qu'une méningite ne s'acccompagne pas d'un certain degré de ramollissement des couches corticales du cerveau ; et, d'un autre côté, nous avons dit plus haut que tout foyer d'encéphalite, à condition qu'il fût un peu étendu et superficiel, déterminait une inflammation des méninges dans les points correspondants. Bien que les deux maladies aient entre elles une grande ressemblance dans leurs manifestations extérieures, on voit néanmoins plus particulièrement prédominer dans la méningite des nausées, des vomissements, une exaltation plus grande des fonctions sensorielles, du strabisme, un délire violent, des phénomènes spasmodiques généralisés : la paralysie ne s'observe que raerment et vers la fin de la maladie. Dans l'encéphalite, au contraire, les troubles de la motilité sont mieux localisés ; la paralysie est plus précoce dans son apparition, plus accusée, plus tenace, enfin le délire est plus rarement observé, à ce point que certains auteurs (Lallemand, M. Bouillaud) en font, lorsqu'il existe, un symptôme de méningite concomitante.

Le début d'une cérébrite apoplectiforme est identique à celui d'une hémorrhagie cérébrale : dans les deux cas, il y a même instantanéité des accidents ; l'attaque d'apoplexie est la même : mais c'est dans les phénomènes ultérieurs qu'on puisera les éléments du diagnostic. Ainsi, tandis que dans l'hémorrhagie cérébrale, les symptômes, après avoir acquis, dès le début, leur summum d'intensité, vont en décroissant, dans l'encéphalite, au contraire, les symptômes, et, en particulier, la paralysie, offrent une tendance marquée à s'accroître progressivement ; le pouls, qui reste calme dans l'hémorrhagie, au moins dans les premiers jours, devient très-fréquent, petit, inégal dans l'encéphalite. En outre, les phénomènes convulsifs, bien qu'ils puissent exister dans les deux affections, sont surtout tributaires de l'encéphalite ; on ne les rencontre qu'exceptionnellement dans l'hémorrhagie cérébrale, et ils coïncident toujours alors avec un cortége symptomatique des plus graves ; c'est là un point de diagnostic sur lequel a beaucoup insisté M. Durand-Fardel. L'hyperesthésie cutanée, lorsqu'elle existe, appartient plutôt à l'encéphalite. Mais il s'en faut de beaucoup que ces dissemblances soient toujours assez prononcées pour permettre de porter un diagnostic certain, et souvent on se voit obligé de différer son jugement jusqu'à la mort des malades.

Le plus habituellement l'épilepsie se distinguera par la marche rapide et la délimitation nette et précise des attaques, par le prompt retour des facultés intellectuelles et des fonctions de relation vers leur intégrité physiologique : il arrive cependant que certaines formes rares d'encéphalite simulent, à s'y méprendre, des attaques très-rapprochées d'épilepsie : c'est surtout chez les enfants, qui offrent une si grande prédisposition aux phénomènes convulsifs, que l'erreur pourrait exister ; il suffira d'en être prévenu pour se tenir sur ses gardes et l'éviter.

Certaines fièvres typhoïdes à forme ataxique pourraient en imposer au premier abord et faire croire à une encéphalite. Mais leur marche est toujours plus lente ; le délire n'apparaît que tardivement, et après avoir été précédé des symptômes initiaux caractéristiques de la fièvre typhoïde, troubles abdominaux et thoraciques, taches rosées lenticulaires, etc. En outre, les lésions de la motilité se bornent à des accidents convulsifs ; on n'observe jamais de paralysie des muscles de la vie de relation, au moins pendant la période d'acuité de la maladie.

Les circonstances spéciales au milieu desquelles se produisent les accidents encéphalopathiques de l'urémie, l'absence de paralysie localisée, etc., permettront toujours de distinguer ces troubles nerveux de l'encéphalite; nous croyons donc inutile d'insister sur ce diagnostic.

L'encéphalite dans la forme chronique peut être confondue avec des tumeurs du cerveau ou de ses enveloppes (tubercules, cancer, acéphalocystes...); en effet, ces productions s'accompagnent le plus souvent d'un ramollissement inflammatoire chronique dans la portion de cerveau environnante; mais elles suivent dans leur évolution une marche plus lente encore que l'encéphalite chronique; les accidents paralytiques ou autres vont constamment en augmentant, sans offrir des rémissions aussi marquées que la maladie qui nous occupe; la céphalalgie, les vomissements présentent parfois une ténacité particulière; dans certains cas, la tumeur finit par se faire jour à l'extérieur (fongus de la dure-mère); enfin l'examen général du malade viendra compléter le diagnostic en permettant de découvrir en lui d'autres manifestations diathésiques.

Si la paralysie générale, dite des aliénés (périméningo-encéphalite diffuse), présente, en raison de l'identité du siége organique et du travail morbide, certaines analogies symptomatiques avec l'encéphalite proprement dite, elle peut cependant la plupart du temps en être séparée; les conditions d'âge (l'encéphalite pouvant exister à tout âge), l'existence constante, dans la paralysie générale, et la forme accentuée des phénomènes phrénopathiques, les troubles si remarquables de la parole, l'absence habituelle de localisations paralytiques, enfin l'évolution même de la maladie, etc., tout concourt à permettre une distinction facile entre ces deux états pathologiques qui offrent cependant de remarquables points de contact.

PRONOSTIC.

Ce que nous avons dit du mode de terminaison habituel de l'encéphalite nous dispense d'entrer dans de longs détails au sujet du pronostic. On conçoit la gravité d'une maladie dont la mort est la conséquence ordinaire. Les formes délirante, comateuse, apoplectiforme, peuvent entraîner la mort par la violence même des symptômes; mais, si la maladie se prolonge, c'est généralement une complication qui termine la scène; et, dans ce cas, c'est surtout du côté de l'appareil pulmonaire qu'apparaissent les accidents ultimes.

Cependant l'encéphalite peut guérir, c'est là un fait incontestable aujourd'hui (1) : les cicatrices de foyers ramollis en sont une preuve manifeste.

(1) Dechambre (*Gazette médicale*, mai 1838, p. 306).

Parfois les malades reviennent à la santé sans se ressouvenir de leur affection passée, tout en conservant néanmoins une sorte de prédisposition à une nouvelle atteinte; mais ces cas sont rares; le plus souvent la désorganisation de la pulpe cérébrale est trop avancée pour que la guérison soit complète, et on voit persister quelques-uns des phénomènes marquants de la cérébrite, tels qu'un affaiblissement des facultés intellectuelles, une paralysie plus ou moins prononcée, persistant à titre d'infirmité, avec amaigrissement des membres paralysés; puis, au bout d'un temps variable, survient une nouvelle attaque de la maladie, ou bien un état adynamique de longue durée, qui se termine fatalement.

Le pronostic pourra varier suivant certaines conditions étiologiques. Ainsi l'encéphalite est, en général, moins grave chez les enfants qu'à une époque avancée de la vie : celle de cause traumatique guérit aussi plus facilement, sans doute parce qu'elle ne trouve pas les sujets placés dans les mêmes conditions de prédisposition que lorsque la maladie se déclare sous l'influence d'autres causes extérieures ou pathologiques.

CAUSES.

Les auteurs qui traitent de l'encéphalite gardent tous une réserve prudente lorsqu'ils parlent des causes de cette affection. C'est qu'en effet tout ce qui a été dit à ce sujet est plus ou moins hypothétique. Voici, néanmoins, les données sur lesquelles ils sont à peu près universellement d'accord.

La maladie peut atteindre les sujets de tout âge. Sans nier cette possibilité, nous pensons que, en s'appuyant sur des statistiques qui ne tiennent pas suffisamment compte des conditions pathogéniques, on a exagéré sa fréquence chez le vieillard; il nous paraît démontré par les faits sainement appréciés que ce sont principalement les sujets adultes, dans la force et l'activité de l'âge, qui y sont exposés.

On ne sait rien relativement à l'influence du sexe.

Les principales causes qui paraissent agir à titre de prédisposition sont : l'exposition prolongée à de hautes températures, les excès alcooliques et vénériens, les travaux intellectuels excessifs, les affections morales, en un mot, toutes les conditions qui placent le cerveau dans un état d'excitation insolite pendant un certain temps. Ces mêmes causes peuvent, à la longue, devenir à elles seules des causes occasionnelles.

A part les violences extérieures (1), dont l'action porte sur le crâne soit directement, soit indi-

(1) C'est à dessein que nous avons omis de parler dans ce travail de l'encéphalite *traumatique* (si bien traitée d'ailleurs par le auteurs de chirurgie) ; notre intention étant de ne nous occuper ici que de l'encéphalite *spontanée*.

rectement, et l'insolation, on ne connaît guère de causes occasionnelles manifestes pouvant produire d'emblée une encéphalite. Le plus souvent, dans les cas où l'on peut remonter aux antécédents, on voit celle-ci succéder à un érysipèle avec suppuration de la face, du cuir chevelu, ou de l'oreille interne, à une fièvre éruptive grave; ou bien elle se développe secondairement autour d'une production accidentelle du cerveau.

Faut-il considérer les abcès métastatiques du cerveau, qui succèdent à l'infection purulente, comme se rattachant au ramollissement inflammatoire? Nous ne le pensons pas.

CONSIDÉRATIONS SUR LE TRAITEMENT.

En présence d'une maladie dont les signes ne permettent pas toujours la détermination précise, dont la marche est parfois si rapide, foudroyante même, dont la mort est le plus souvent le terme fatal, on conçoit combien doivent être bornées les ressources de la thérapeutique; néanmoins, les moyens indiqués ne manquent pas.

Au premier rang de ces moyens les auteurs placent, d'un commun accord, la méthode antiphlogistique et, en particulier, les émissions sanguines; et cependant, combien peu de médecins les emploient aujourd'hui dans leur pratique; quoi qu'il en soit, nous croyons qu'elles peuvent avoir une certaine utilité contre le mouvement congestionnel du début; non pas les saignées générales, dans une maladie dont les symptômes réactionnels, fébriles et franchement inflammatoires, sont quelquefois à peine accusés, mais les émissions sanguines locales, qui, en agissant sur le système circulatoire encéphalique, pourront amener une dérivation efficace. Donc, en pareil cas, nous nous croirions autorisé à appliquer aux apophyses mastoïdes ou à la nuque, soit des ventouses scarifiées, soit des sangsues, d'après la méthode de Senn, c'est-à-dire posées une à une, successivement, jusqu'en nombre suffisant.

Les réfrigérants, appliqués à demeure sur la tête, ont une action sédative énergique; mais ils offrent un certain danger et devront être rejetés, dès qu'il y aura une tendance marquée vers l'état comateux. Les affusions froides, pratiquées une ou deux fois par jour sur toute la surface du corps pendant un très-court espace de temps (une demi-minute ou une minute au plus), donneraient peut-être, à notre avis, des résultats plus avantageux comme agent sédatif général de la circulation et de la calorification : la gravité de la maladie permet de recourir à ce moyen, plus hardi en apparence qu'en réalité. Nous avons vu cette pratique, maniée avec une grande sagacité par M. Gendrin, être suivie de succès véritables dans des cas analogues.

Enfin, les stimulants généraux diffusibles, et notamment l'acétate d'ammoniaque; ou locaux, tels que les frictions sèches, les lotions vinaigrées et aromatiques, trouveront leur indication contre les symptômes adynamiques et comateux.

Cette médication est celle qui nous paraît la plus rationnelle pour conjurer les accidents formidables de l'encéphalite. Les exutoires n'ont guère d'applications que dans les formes lentes ou chroniques. Quant aux purgatifs, leur rôle doit se borner ici à combattre un état prolongé de constipation.

Qu'il nous suffise de mentionner, en terminant, le soin et l'attention que doit apporter le médecin aux phénomènes intercurrents que peut entraîner la paralysie du côté des organes urinaires.

TABLE DES MATIÈRES

FIN DE LA TABLE

Paris. — A. Parent, imprimeur de la Faculté de Médecine, rue Monsieur-le-Prince, 31

www.ingramcontent.com/pod-product-compliance
Ingram Content Group UK Ltd.
Pitfield, Milton Keynes, MK11 3LW, UK
UKHW032001260826
14628UKWH00005B/2214

9 782014 105896